Ines KAMMOUN
Sana SELLAMI

SÍNDROME DE GUILHERME BARRE

Ines KAMMOUN
Sana SELLAMI

SÍNDROME DE GUILHERME BARRE

Da fisiopatologia à exploração electroneuromiográfica

ScienciaScripts

Imprint

Any brand names and product names mentioned in this book are subject to trademark, brand or patent protection and are trademarks or registered trademarks of their respective holders. The use of brand names, product names, common names, trade names, product descriptions etc. even without a particular marking in this work is in no way to be construed to mean that such names may be regarded as unrestricted in respect of trademark and brand protection legislation and could thus be used by anyone.

Cover image: www.ingimage.com

This book is a translation from the original published under ISBN 978-620-3-45053-8.

Publisher:
Sciencia Scripts
is a trademark of
Dodo Books Indian Ocean Ltd. and OmniScriptum S.R.L publishing group

120 High Road, East Finchley, London, N2 9ED, United Kingdom
Str. Armeneasca 28/1, office 1, Chisinau MD-2012, Republic of Moldova, Europe
Printed at: see last page
ISBN: 978-620-5-70228-4

Dra. Ines KAMMOUN: Professora Associada em Fisiologia e Explorações Funcionais

Dr. SanaSELLAMI : Residente em fisiologia e explorações funcionais

PLANO

CAPÍTULO 1: OS PRINCÍPIOS BÁSICOS DA NEUROFISIOLOGIA APLICADA À CLÍNICA

O cérebro é considerado o fundamento da alma, a fonte misteriosa dessas peculiaridades mentais, que acreditamos separar o homem dos animais. O cérebro e a medula espinal são também **centros de integração da homeostase**, do **movimento** e de muitas **outras funções**. São os centros de controlo do sistema nervoso, uma rede de biliões de células nervosas ligadas entre si de uma forma altamente organizada para assegurar um controlo rápido do corpo. As células nervosas, ou **neurónios**, são concebidas para transportar sinais eléctricos rapidamente e, em alguns casos, a longas distâncias. A sua estrutura é excepcional e muitas têm extensões longas e finas, que podem esticar mais de um metro de comprimento. Na maioria das vias, os neurónios libertam sinais químicos, chamados **neurotransmissores**, para o fluido extracelular. Em alguns caminhos, os neurónios são ligados por junções de fendas que permitem a passagem directa de sinais eléctricos de uma célula para outra. O que é excepcional sobre o sistema nervoso é a sofisticação da organização das redes de interconexão. As vias de refluxo não seguem necessariamente uma linha recta de um neurónio para outro(1).

1. ORGANIZAÇÃO DO SISTEMA NERVOSO

O sistema nervoso está estruturado no SNC incluindo o cérebro e a medula espinal e o SNP (Figura 1). O papel do ENP é transmitir informação entre o SNC e o resto do corpo. É constituído por:

• receptores periféricos sensíveis a um tipo de modalidade sensorial (tacto, paladar, etc.)

• caminhos aferentes que transportam informação traduzida em sinais eléctricos de receptores periféricos para o SNC.

• vias eferentes que transportam a informação traduzida em sinais eléctricos do SNC para o órgão efector periférico, o que garante assim a resposta. São de dois tipos: a parte eferente do sistema nervoso somático que inerva os músculos esqueléticos e cujos neurónios são chamados neurónios motores ou neurónios motores por esta razão e a parte eferente do sistema nervoso vegetativo que inerva os músculos lisos, o músculo cardíaco, as glândulas e o tracto digestivo(1). A informação é transmitida pelos interneurónios(2)

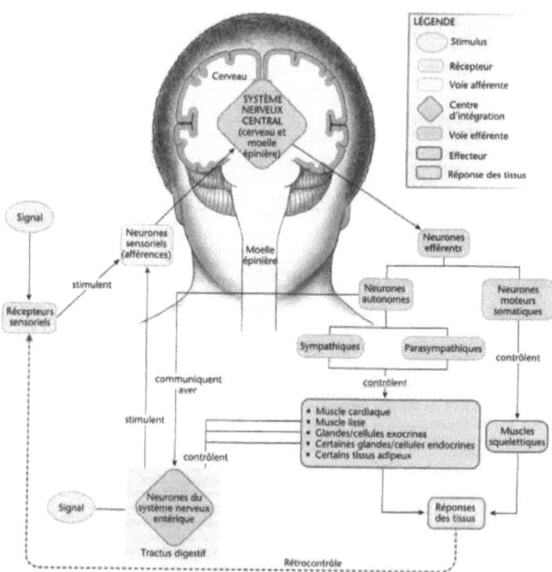

Figura 1: **Organização do sistema nervoso**

O fluxo de informação através do sistema nervoso segue a modalidade de reflexo básico. Os receptores sensoriais distribuídos por todo o corpo monitorizam continuamente as condições dos ambientes externos e internos. Estes receptores enviam informação ao longo dos neurónios aferentes para o SNC. O SNC é o centro de integração dos reflexos nervosos (figura 2). Os seus neurónios integram a informação que chega através dos ramos aferentes do SNC e determinam a necessidade de uma resposta.

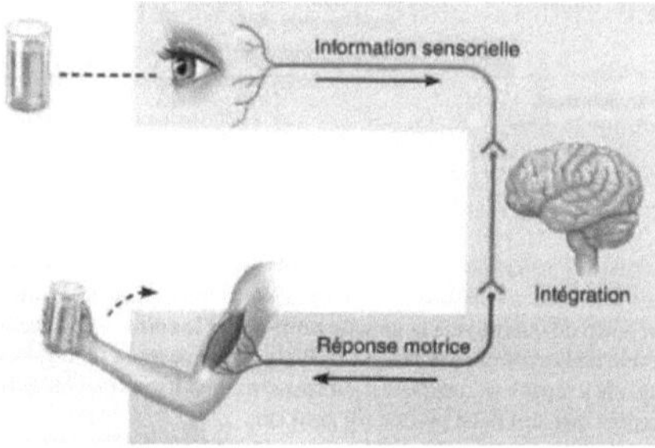

Figura 2: Funções do sistema nervoso: Exemplo: uma pessoa sedenta que vê um copo de água e o agarra

O SNC emite sinais que induzem uma resposta apropriada, que migra através dos neurónios eferentes para as células efetoras do corpo. Os neurónios eferentes são classificados **num grupo somatomotor**, que controla o músculo esquelético, e num **grupo autonómico**, que controla o músculo liso e cardíaco, glândulas exócrinas, algumas glândulas endócrinas, e alguns tipos de tecido adiposo. O grupo do sistema nervoso autonómico do SNP é também chamado sistema nervoso visceral (SNP) porque controla a contracção e secreção dentro de vários órgãos [visceres, órgãos internos]. Os neurónios do sistema autonómico são ainda subdivididos em sistemas **simpáticos e parassimpáticos**, que se distinguem pela sua diferença na organização anatómica e pelas substâncias que utilizam para activar as células alvo(3). Muito recentemente, um terceiro grupo do sistema nervoso recebeu uma atenção especial. Este é o sistema nervoso entérico (ENS), que é uma rede de neurónios localizada na parede do tracto digestivo. É frequentemente solicitado pelo ENS, mas tem a capacidade de funcionar de forma autónoma através do seu próprio centro de integração. O papel dos reflexos neurais é essencial na comunicação, coordenação e homeostase do corpo, é de notar que mecanismos importantes podem ter lugar no SNC sem a intervenção de entradas ou saídas do SNP(1).

*1.1.*Sistema nervoso periférico

O PNS é constituído por nervos. Um nervo é um conjunto de várias fibras nervosas (neurónios) que viajam juntas para o mesmo destino. O agrupamento de corpos celulares no SNP é chamado de gânglio. Existem quatro tipos de gânglios: espinal, simpático, parassimpático e entérico (digestivo). Por abuso de linguagem, é feita uma distinção entre nervos mielinizados ou amielinizados. Na realidade, é a fibra nervosa, o elemento unitário do nervo, que é mielinizada ou não. Assim, um nervo é um conjunto de fibras nervosas de constituição diferente. As fibras nervosas são os axónios dos neurónios aferentes e os axónios dos neurónios eferentes. O neurónio aferente tem a particularidade de não ter dendritos, mas uma única extensão axonal. Do corpo celular, uma extensão é emitida para o sistema nervoso central. O neurónio eferente tem muitos dendritos e uma única extensão axonal ao seu efetor(4).

1.2. Sistema nervoso central

O SNC inclui o cérebro protegido pelo crânio e a medula espinal, um cilindro do sistema nervoso protegido pela coluna vertebral (Figura 3) (5).

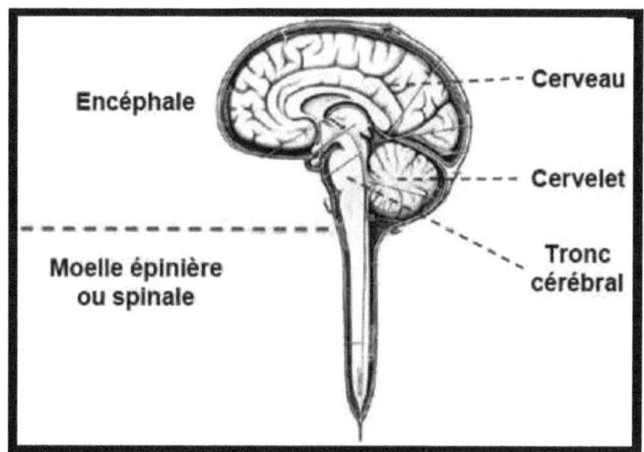

Figura 3: Sistema nervoso central (Nevraxe)

As meninges consistem em três camadas que se encontram entre o osso e o SNC; a dura-máter encosta o osso, a piala mater encosta o tecido nervoso, e a aracnóide situa-se entre as duas (figura 4).

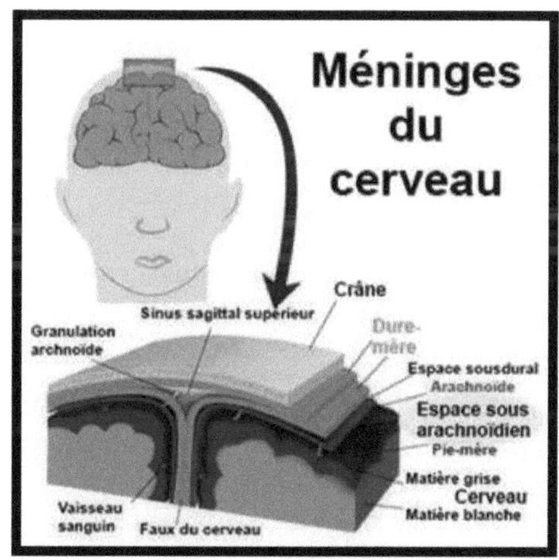

Figura 4: As meninges do cérebro

O espaço subaracnoideo é definido como o espaço entre a mãe-torta e o aracnoideo; contém o fluido cerebrospinal (LCR) ou fluido

O líquido cefalorraquidiano (LCR) tem muitos papéis, incluindo o de um tampão mecânico entre o tecido nervoso e o osso(6).

1.2.1. **Medula espinal:**

Tem 3 funções
• é o centro receptor e efetor de cada nível metamericano do corpo, materializado pelos nervos sensoriais e motores
• é o primeiro centro integrador da mensagem nervosa pelos seus circuitos transversais
• é uma via de condução de mensagens nervosas: é atravessada longitudinalmente por **feixes de axônios** descendentes que transmitem informação motora do cérebro para a medula espinhal, e por feixes de axônios ascendentes que transmitem informação sensorial para o cérebro.

Numa secção transversal, a matéria cinzenta (GM) é visível no centro e tem a forma de uma borboleta. Em torno da matéria cinzenta está a matéria branca (WM), que consiste em axónios mielinizados(5). O septo mediodorsal ou posterior e o sulco medioventral ou anterior distinguem dois hemimoels de anatomia e função idênticas(7).

1.2.1.1. **Substância branca**

Os feixes de axônios de matéria branca são agrupados em três pares de cordas que vão de trás para a frente:

• as cordas posteriores
Transmitem a sensibilidade consciente profunda (sentido de posição de um segmento do corpo no espaço) e o tacto epicrítico (tacto fino ou discriminativo): são exclusivamente ascendentes;
• as cordas laterais localizadas entre as raízes dorsais (posteriores) e ventrais (anteriores) têm vias ascendentes transmitindo a sensibilidade dolorosa e térmica em particular, e descendentes (feixe pirâmide cruzado);
• as cordas anteriores são constituídas por vias motoras descendentes (feixe piramidal directo e feixes extrapiramidal tecto-, vestíbulo-, olivo- e rubrospinal) e ascendentes.

Assim, estes feixes anatómicos correspondem a uma funcionalidade diferente.

1.2.1.2. Matéria cinzenta

A matéria cinzenta está organizada em chifres.

• Os chifres posteriores recebem fibras das raízes posteriores e servem de relé para a sensibilidade termoalgésica (sensibilidade térmica e dolorosa).

• Dos chifres laterais emergem fibras préganglionares simpáticas de D1 a L2 e fibras préganglionares parassimpáticas de S2 a S4, proporcionando uma função vegetativa.

• Dos chifres anteriores, os neurónios são originários das raízes anteriores e descendem de todo o sistema nervoso. Recebcm informação sensorial dos receptores periféricos quer **directamente das raízes** dorsais, **quer indirectamente através de vias de associação intersegmentais** dos neurónios a partir do corno posterior contralateral (Figura 5).

Os neurónios dos chifres anteriores são os neurónios motorizados que inervam as fibras musculares extrafusíveis do esqueleto responsáveis pelo movimento.

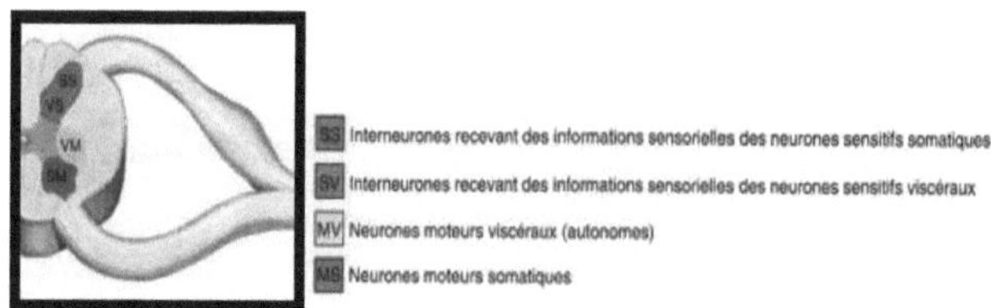

Figura 5: Organização da matéria cinzenta da medula espinal

Em cada nível da medula espinal, reconhecemos uma raiz ventral (ou anterior) e uma raiz dorsal (ou posterior) que transporta o gânglio espinal, o assento dos corpos celulares dos neurónios sensoriais. Ao nível do forame espinal, as duas raízes unem-se para formar o nervo espinhal. Existem **31 pares de nervos espinais**; 8 pares de nervos cervicais, 12 de nervos torácicos, 5 de nervos lombares, 5 de nervos sacrais e 1 de nervos coccígeos. Os nervos espinhais são nervos mistos (constituídos por fibras sensoriais e motoras) que estão ligados à medula espinal por uma raiz sensorial dorsal (posterior) e uma raiz ventral (anterior). Pouco depois da sua emergência, este nervo dá origem a um ramo dorsal que inerva os músculos paravertebrais. O ramo ventral destes nervos encarrega-se de um segmento corporal ou **metamério** diferente, dependendo do nível anatómico de onde ele surge (Figura 6). A nível torácico, estes nervos permanecem individualizados. A nível cervical, lombar e sacral, os nervos espinhais trocam fibras entre si formando uma rede ou plexo nervoso chamado plexo braquial e plexo lombossacral. A partir desta rede, emergem os troncos nervosos sensoriais-motores. As raízes, os plexos e os troncos nervosos definem o SNP.

-O território corporal interior escavado por uma única raiz dorsal é chamado **dermatoma**: este é um território sensorial
-O território corporal interior escavado por uma única raiz ventral é chamado **miotoma**: este é um território motor(7).

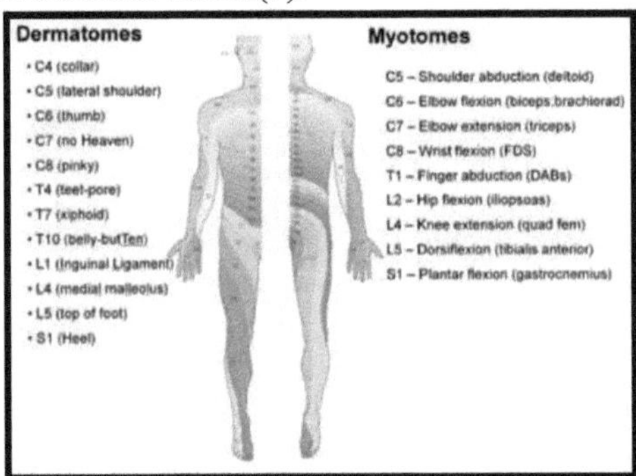

Figura 6: Inervação do corpo em metameres: Dermatomas e Myotomas

Uma das particularidades dos nervos espinais (Figura 7) é que todos eles são mistos, ou seja, **todos eles contêm neurónios aferentes e eferentes.**

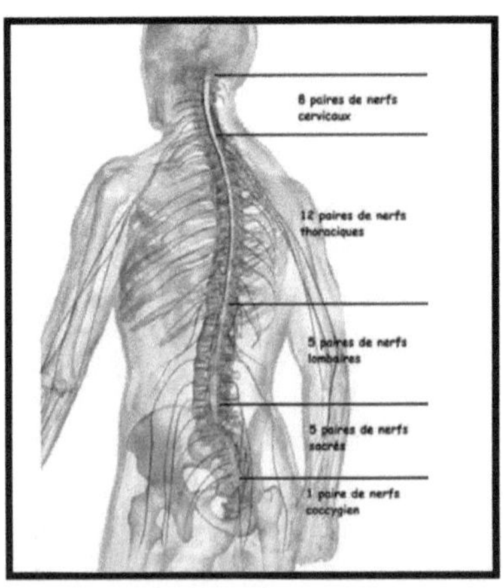

Figura 7: Representação esquemática dos 31 pares de nervos espinhais.

Dependendo de os efetores do sistema nervoso periférico serem ou não voluntariamente controláveis, subdivide-se em :

- **sistema nervoso somático**
- **sistema nervoso vegetativo ou autonómico.**

De facto, enquanto as eferências do sistema nervoso somático inervam apenas os músculos esqueléticos estriados, as do sistema nervoso vegetativo inervam os músculos lisos, o músculo cardíaco, as glândulas endócrinas e exócrinas, o sistema nervoso entérico bem como parte do tecido adiposo (figura 8)

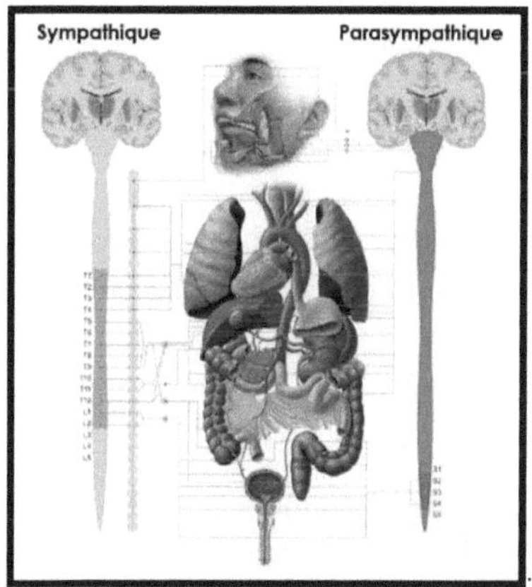

Figura 8: representação da origem central do sistema nervoso vegetativo (simpático e parassimpático)

As vias aferentes do sistema nervoso periférico somático e vegetativo são directas, sem revezamento. Os neurónios, de tipo unipolar, têm os seus corpos celulares localizados nos gânglios espinhais para os nervos espinhais ou nos gânglios sensoriais dos nervos cranianos (Figura 9).

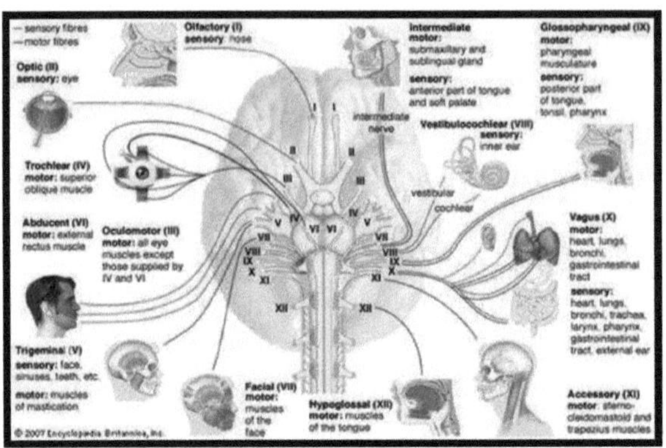

Figura 9: Os doze pares de nervos cranianos

Quando o aferente é um nervo espinal, entra na medula espinal através da raiz dorsal. As vias eferentes do sistema nervoso somático, que controlam os músculos estriados do esqueleto, são directas.

Os corpos celulares dos neurónios estão localizados :
• ou no cérebro,
• ou no chifre anterior da medula espinal.
Dos corpos celulares, os axônios, mielinizados do tipo α, vão diretamente para o músculo esquelético estriado sem qualquer relé, deixando o sistema nervoso central:

• ou através da raiz ventral da medula espinal,
• ou através de um forame para os nervos cranianos.
Estes axónios podem, portanto, ter mais de 1 metro de comprimento para aqueles que se encontram no interior, por exemplo, os músculos dos pés.

Ao nível do efetor, as sinapses axonais em várias células musculares que formam a junção muscular. Assim, um único neurónio controla várias fibras musculares ao mesmo tempo (o conjunto formado pelo neurónio e as fibras musculares que controla define a unidade motora). O neurotransmissor libertado na junção neuromuscular pelos axónios eferentes somáticos é a acetilcolina. O receptor nicotínico é um receptor ionotrópico que, quando tem duas moléculas de acetilcolina, se abre e deixa entrar sódio na célula. A célula muscular sofre assim uma despolarização que, se suficiente, provoca um potencial de acção que desencadeia a contracção da célula muscular com uma influência puramente excitatória nos músculos esqueléticos estriados (Figura 10).

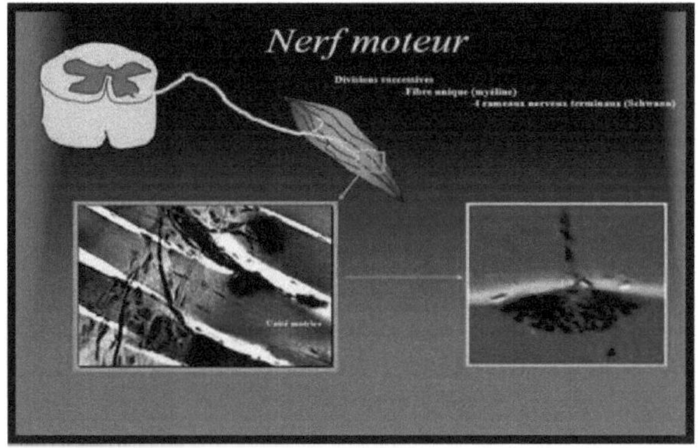

Figura 10: Representação esquemática da organização dos percursos somáticos eferentes

2. CLASSIFICAÇÃO DOS PERCURSOS REFLEXOS

Um arco reflexo requer cinco elementos.

- **Receptor.** Terminais dendríticos de um neurónio sensorial, localizados na pele, num tendão ou articulação, ou localizados noutros órgãos periféricos, que respondem a estímulos específicos.

- **O neurónio sensorial.** Parte do receptor e passa através da raiz dorsal para trazer os impulsos sensoriais para o corno dorsal da medula espinal.

- **O centro nervoso.** A matéria cinzenta da medula espinal onde os neurónios sensoriais e motores são articulados lentamente ou através de um ou mais interneurónios.

- **O neurónio motor.** Conduz impulsos nervosos desde o corno ventral da medula espinal, através da raiz ventral, até ao órgão efetor.

- **O efetor.** O músculo que responde ao impulso motor por contracção ou a glândula que responde a este impulso por secreção.

As vias de reflexo no sistema nervoso são compostas por redes em cadeia de neurónios, que ligam os receptores sensoriais aos músculos ou glândulas. As vias de reflexo podem ser classificadas de diferentes maneiras (Tabela I):

1. Por uma divisão eferente do sistema nervoso que controla a resposta. Os reflexos que envolvem neurónios somatomotores e músculos esqueléticos são chamados **reflexos somáticos**. Os reflexos que são controlados por neurónios vegetativos (Figura 11) são denominados **reflexos vegetativos**.

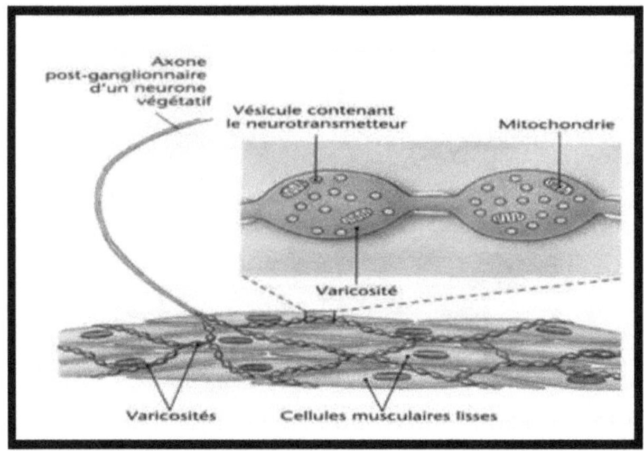

Figura 11: Varicosidades dos neurónios vegetativos que controlam um músculo liso

2. Pela localização do SNC onde o reflexo é integrado. Os **reflexos vertebrais estão** integrados na medula espinal. Estes reflexos podem ser modulados ou não por entradas de sinal do cérebro superior. Os reflexos integrados no cérebro são chamados **reflexos cranianos**.

3. Pelo facto de o reflexo ser inato ou adquirido. Muitos reflexos são **inatos**, o que significa que nascemos com eles e eles são determinados geneticamente. Um exemplo é o reflexo patelar (ou tendão), em que a perna inferior se aperta quando o tendão patelar na parte superior da patela é estimulado (pontapeado ou empurrado). Outros reflexos são adquiridos através da experiência.

***O exemplo do cão de Pavlov salivando quando ouve um sino tocar é um reflexo adquirido clássico, também chamado reflexo condicionado.

4. Pelo número de neurónios envolvidos na via de reflexo. A via reflexiva mais simples é representada pelo **reflexo monossináptico**, cujo nome vem do facto de haver apenas uma sinapse entre os dois neurónios da via: um neurónio aferente sensorial e um neurónio eferente somato-motor (figura 12).

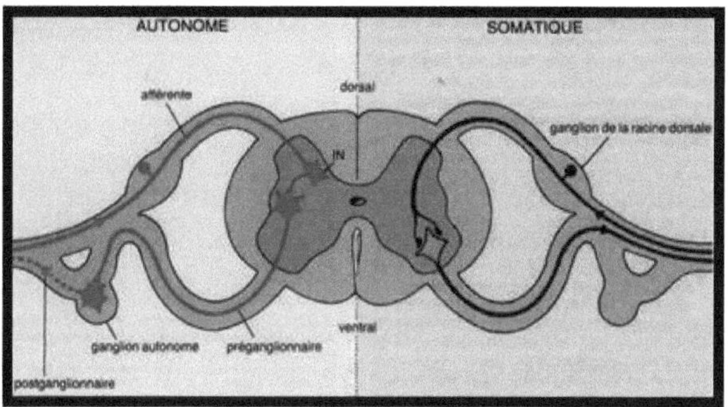

Figura 12: Organização geral: comparação de arco reflexo autónomo e arco reflexo somático; IN interneuron

Tabela I: Os reflexos nervosos podem ser classificados de acordo com :

1.*A divisão eferente que controla o efetor*
a. *Os neurónios somatomotores controlam os músculos esqueléticos.*
b. *Os neurónios vegetativos controlam músculos lisos e cardíacos, glândulas e tecido adiposo.*

2.*A região de integração no sistema nervoso central*
a. *Os reflexos da coluna vertebral não requerem a contribuição do cérebro.*

b. *Os reflexos cranianos estão integrados no cérebro.*

3.*O tempo durante o qual o reflexo se desenvolve*
a. *Os reflexos inatos são determinados geneticamente.*
b. *Os reflexos adquiridos (condicionados) são adquiridos pela experiência.*

4.*O número de neurónios no laço reflexo*
a. *Os reflexos monossinápticos têm dois neurónios: um neurónio aferente e um neurónio eferente. Apenas os reflexos somatomotores podem ser monossinápticos.*
b. *Os reflexos polissinápticos envolvem um ou mais interneurónios entre os neurónios eferentes e aferentes. Todos os reflexos vegetativos são polissinápticos porque têm três neurónios: um eferente e dois neurónios aferentes.*

CAPÍTULO 2: FISIOPATOLOGIA DA SÍNDROME DE GUILLAINA-BARRA

A síndrome de Guillain-Barré (GBS) é uma poli-radiculoneuropatia auto-imune de início agudo(8, 9). É uma entidade clínica caracterizada pelo rápido aparecimento de paralisia simétrica de membros, areflexia tendinosa, distúrbios sensoriais ausentes ou menores e envolvimento variável do sistema nervoso autônomo (arritmia cardíaca, desregulação da pressão arterial, íleo, distúrbio urinário)(10-12). É a causa mais frequente de paralisia aguda no mundo (13, 14). Esta síndrome evolui em 3 fases (Figura 13): uma fase ascendente que dura até 4 semanas, uma fase de planalto e uma fase de recuperação(15, 16).

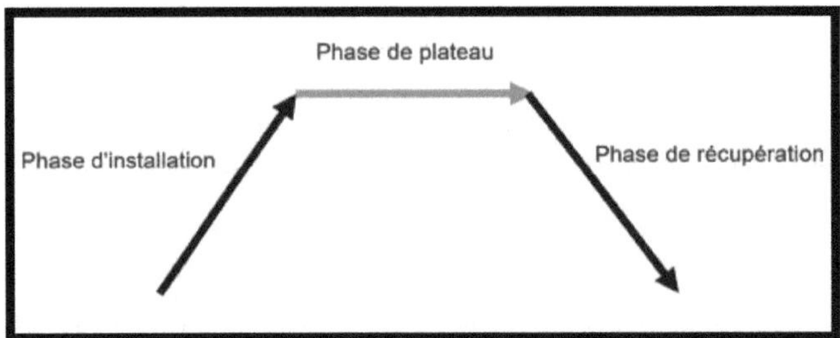

Figura 13: A evolução da síndrome de Guillain-Barré

Biologicamente, caracteriza-se pela presença de uma albumino-citológico de dissociação no líquido cefalorraquidiano. Os mecanismos fisiopatológicos e as apresentações clínicas de GBS são variáveis(17-19). O espectro clínico da SGB é dominado pela forma clássica caracterizada pela fraqueza dos 4 membros, mais frequentemente ascendente, com areflexia osteotendinosa, que pode ou não estar associada a danos do nervo craniano ou sinais disautonómicos.Para além desta forma clássica, outras formas relacionadas ou focais de SGB têm sido relatadas(20, 21). A SGB pode ocorrer em qualquer idade, mas é rara na infância(22).

Existem várias variantes do GBS:

• Sensor-motor: poliradiculoneurite inflamatória desmielinizante aguda (AIDP; a mais comum) ou neuropatia axonal sensorial-motora aguda (AMSAN).

• Motor puro: neuropatia motora desmielinizante aguda (AMD) ou neuropatia motora axonal aguda (AMAN)(23)

• Síndrome de Miller-Fisher: oftalmoplegia, ataxia e areflexia

• Encefalite do tronco cerebral de Bickerstaff (BE): semelhante à síndrome de Miller-Fisher, mas também inclui a alteração da consciência (encefalopatia) e/ou hiperreflexia (24, 25).

• Forma Pharyngo-cervico-braquial: fraqueza aguda do braço, dificuldade de deglutição e fraqueza dos músculos faciais (26).

• Pandysautonomia aguda: diarreia, vómitos, tonturas, dores abdominais, íleo, hipotensão ortostática e retenção urinária, pupilas tónicas bilaterais, frequência cardíaca flutuante, diminuição da sudação, salivação e lacrimejamento (27).

• Puro sensorial: perda sensorial aguda, ataxia sensorial e areflexia, mas sem deficiência motora (26, 28).

É difícil distinguir as 3 principais formas de apoio orçamental geral (Figura 14): AIDP, MAN, e AMSAN com base em sinais clínicos.

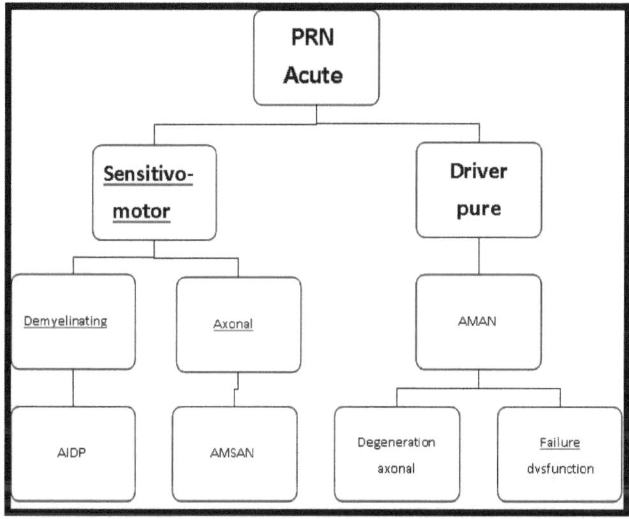

Figura 14: As diferentes formas de poliradiculoneurite aguda

Patofisiologicamente, a AIDP é devida a uma resposta imunitária cruzada aberrante. De facto, existe um fenómeno de mímica molecular entre os antigénios de certos lipossacáridos bacterianos ou virais e certos constituintes da mielina periférica. Macrófagos activados pelo ataque de reacção imunitária dos antigénios de superfície das bainhas de mielina, resultando na desmielinização segmentar, o que leva ao bloqueio ou retardamento da condução nervosa e clinicamente à paralisia flácida. Em algumas formas graves e prolongadas, a desmielinização pode ocorrer acompanhada de uma degeneração axonal secundária. Esta última pode levar a uma classificação errada como axonal. Nas formas axonais primárias de GBS (AMAN, AMSAN), existe um envolvimento nodal e paranodal secundário a um ataque por anticorpos antigangliosídios. Os anticorpos IgG ligam-se aos gangliosides GM1 ou GD1a presentes no axónio nos nós de Ranvier e provocam o desaparecimento de aglomerados de canais de sódio em tensão. As alterações nodais e para-nodais perturbam a condução nervosa e levam à degeneração axonal. A desmielinização e infiltração linfática são mínimas (29). Em modelos experimentais e em AMANs foi demonstrado que os anticorpos antiganglioside atacam não só os nós de Ranvier mas também as regiões paranodais e causam o descolamento da mielina das regiões paranodais imitando a desmielinização paranodal (Figura 15). Isto poderia explicar a presença de anticorpos antiganglioside em doentes que satisfazem os critérios de desmielinização.

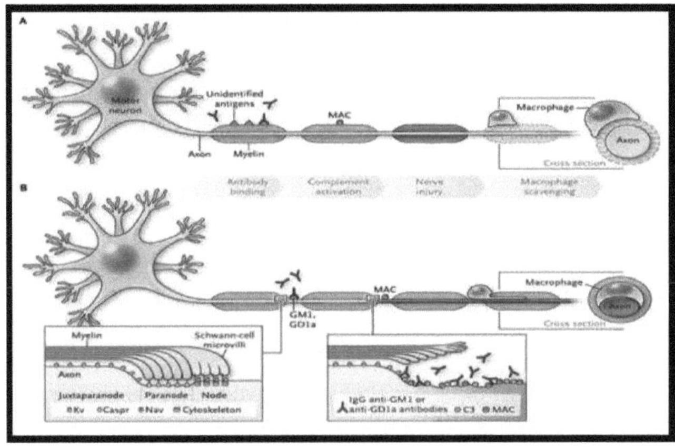

Figura 15: Mecanismos fisiopatológicos da forma desmielinizante (A) e da forma axonal (B)(30)

Os doentes com AIDP têm uma duração mais longa da fase de extensão do que os doentes com AMAN(31). Os anticorpos antiganglioside são mais frequentemente encontrados em formas axonais; a sua presença em AIDP foi debatida longamente (32, 33). Nas recentes séries italianas e japonesas, foram encontrados anticorpos antigangliosídicos em todos os doentes reclassificados como axonais (AIDP ou equívocos). Um estudo ainda mais recente mostrou que na AIDP, infiltrados inflamatórios contendo células T e macrófagos estão presentes, com macrófagos envolvidos na remoção de mielina. Os anticorpos e complexos de ataque de membrana também podem ser detectados em células de Schwann. Além disso, na AIDP, a desmielinização segmentar e subsequente remielinização resultam em velocidades de condução nervosa progressivamente mais lentas, latências distais prolongadas e dispersão temporal (13).AMAN é principalmente mediada por anticorpos, com IgG e proteínas complementares activadas. Os macrófagos contribuem para a lesão axonal ao invadir o espaço periaxonal entre o axónio e a mielina. Os anticorpos também podem interferir com a regeneração nervosa. Em AMAN, o dano axonal pode resultar em degeneração axonal (A), ou resolução rápida do bloqueio de condução (B) (Figura 16).

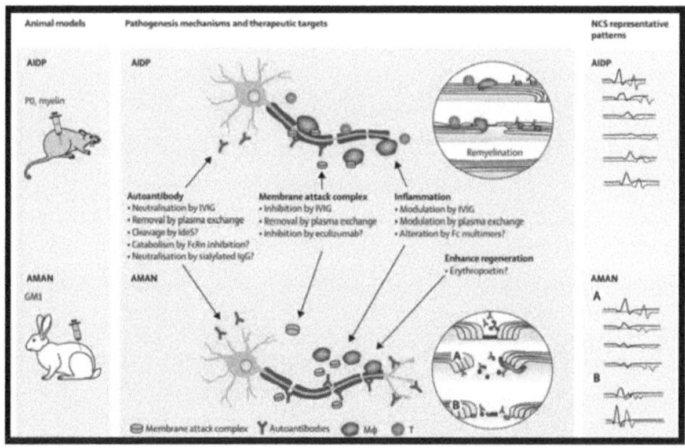

Figura 16: Visão geral da patogénese e dos alvos terapêuticos de dois subtipos principais da síndrome de Guillain-Barré, AIDP e AMAN.

A GBS é precedida em aproximadamente 60% dos casos por uma infecção bacteriana ou viral dentro de 1 a 4 semanas antes do início da doença. Vários microorganismos foram associados à GBS, incluindo Campylobacter jejuni, o vírus Zika, e, em 2020, o síndrome respiratório agudo coronavírus (Quadro II). Estas infecções causam respostas imunitárias aberrantes, resultando na produção de anticorpos contra os constituintes da mielina e anticorpos anti-ganglioside (34). O agente infeccioso mais comum implicado na NAFLD é o campylobacter jejuni (23). O AIDP está mais frequentemente associado a infecções por CMV e EBV (35, 36).

Quadro II: Os diferentes agentes envolvidos na ocorrência da síndrome de Guillain-Barré (23)

Trigger		Frequency
Bacteria		
	Campylobacter jejuni	+++
	Mycoplamsa pneumoniae	++
	Hemophilus influenza	+
	Erlichia chaffeenensis	+
	Orientia tsutsugamushi	+
	Escherichia coli	+
Viruses		
	Cytomegaly	+++
	Zika	+++
	SARS-CoV-2	+++

CAPÍTULO 3: CONTRIBUIÇÃO DA ELECTRONEUROMIOGRAFIA EM CASO DE SUSPEITA CLÍNICA DE SÍNDROME DE GUILLAINA-BARRA

O electromiograma (ENMG) é um exame complementar ao exame clínico do sistema nervoso periférico. É uma exploração funcional porque permite a avaliação da função nervosa e muscular (Figura 17). A neurografia permite um estudo separado dos nervos sensoriais e motores, o que é importante para a exploração de várias patologias, incluindo a síndrome de Guillain-Barré.

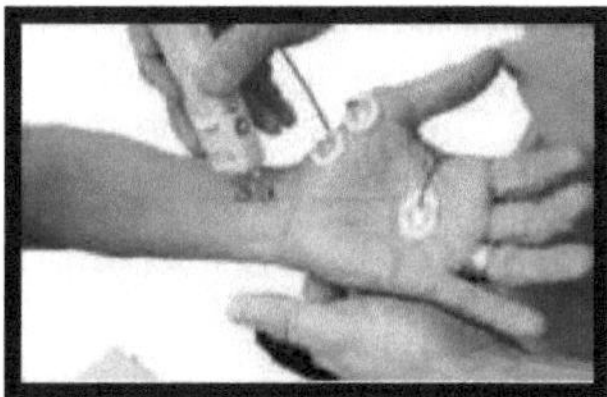

Figura 17: Estudo da condução do nervo motor do nervo mediano esquerdo

A actividade eléctrica passa do nervo para o músculo. Pode ser registada por eléctrodos de superfície (Figura 18). A resposta registada é um potencial de acção do músculo composto (CMAP).

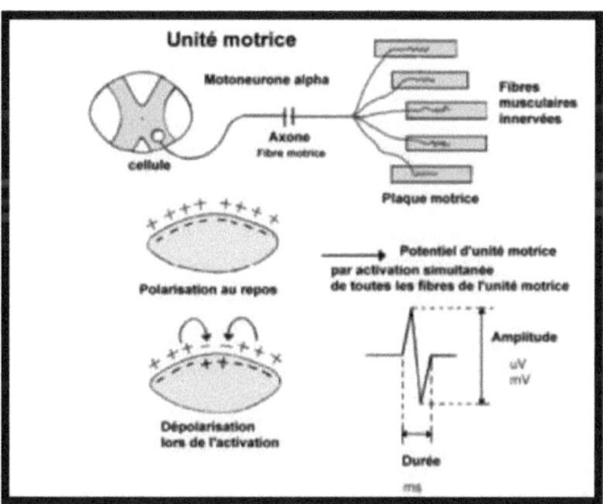

Figura 18: Gravação do potencial da unidade motora

1. ESTUDO DA CONDUÇÃO DO NERVO MOTOR

O estudo da condução do nervo motor é feito estimulando um ponto distal e um ponto proximal no caminho de um nervo procurado (Figura 19).

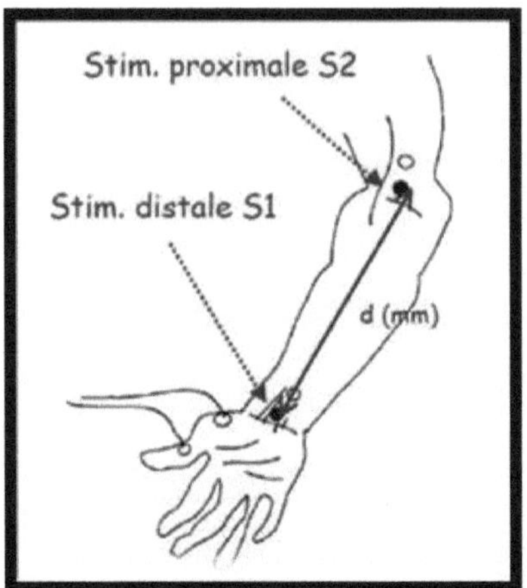

Figura 19: Pontos de estimulação para estudos de condução do nervo motor mediano

Os diferentes parâmetros de condução nervosa motora estudados são a área motora distal, a área motora proximal, a latência motora distal e a velocidade de condução motora (Figura 20).

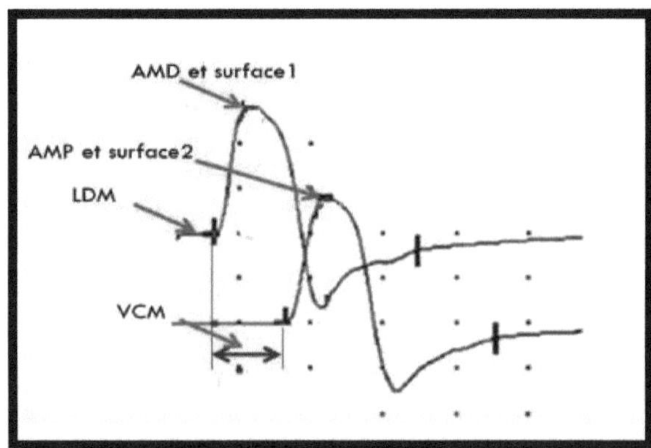

Figura 20: Os diferentes parâmetros de condução do nervo motor

DMA: área do motor distal, PMA: área do motor proximal, DML: latência do motor distal, MCV: velocidade de condução do motor

***Definição de bloco de condução:**
É uma diminuição nas amplitudes e superfícies das respostas de mais de 20%. Um bloco de condução (CB) é provável se o decréscimo for de 20 a 30%. Se esta diminuição for >30%, falamos de BC definitivo (excepto para o nervo ciático poplíteo externo, é necessária uma diminuição >50%) (Figura 21).

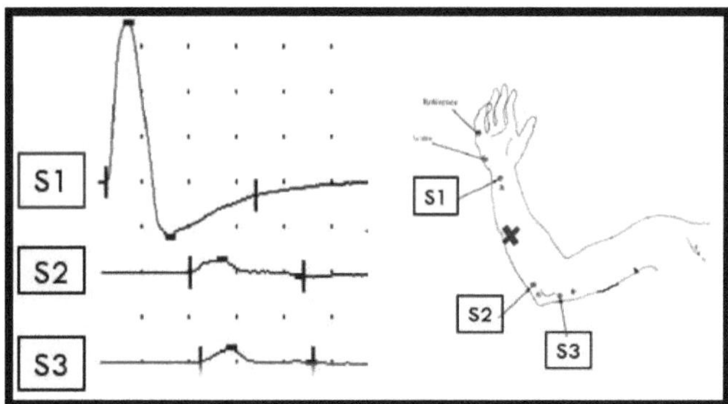

Figura 21: Bloqueio de condução motor do nervo ulnar direito ao nível do antebraço

É importante diferenciar entre uma dispersão temporal e uma BC (Figura 22). De facto, uma redução na área <20% com uma diminuição na amplitude > 20% reflecte uma dispersão temporal e não uma BC.

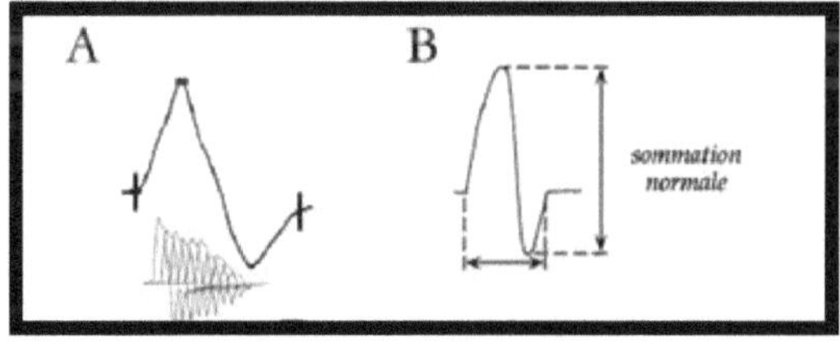

Resposta normal

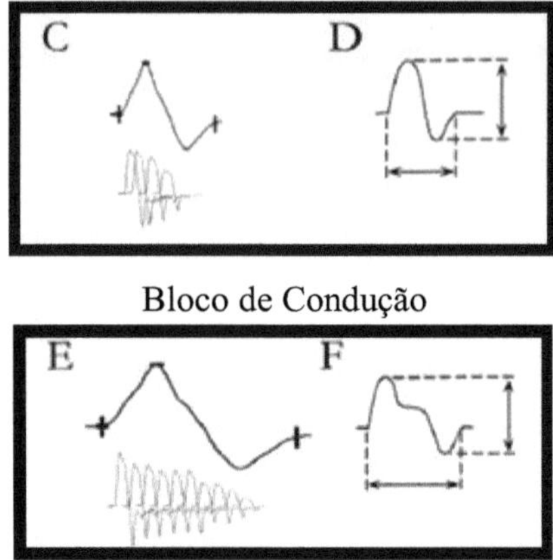

Bloco de Condução

Dispersão do tempo

Figura 22: Diferenciação entre a dispersão temporal e o bloco de condução

2. ESTUDO DE VIAGENS PARÂMETROS DE CONDUÇÃO PROXIMAL

2.1. Onda-F

A onda F é uma descarga antidrómica de uma (ou 2) unidade motora (Figura 23). Aparece em estimulação supramaximal. É uma onda polimórfica e, na electroneurografia, estamos principalmente interessados na sua latência mínima.

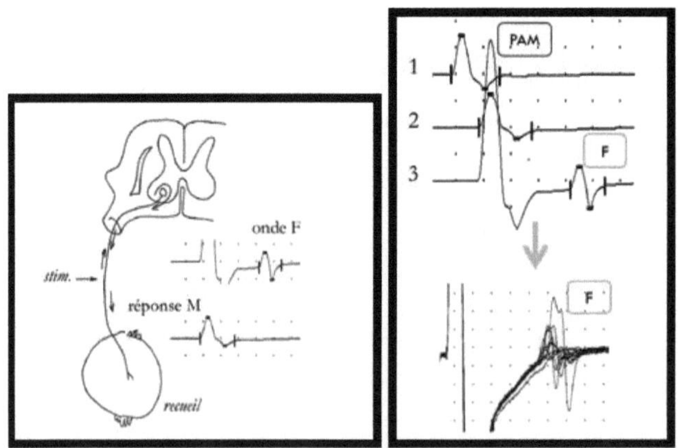

Figura 23: Parâmetros de estudo da onda F

MAP: potencial de acção motora

2.2. Reflexo H

Aparece em baixa intensidade e desaparece em alta intensidade. É de forma e latência constantes (figura 24).

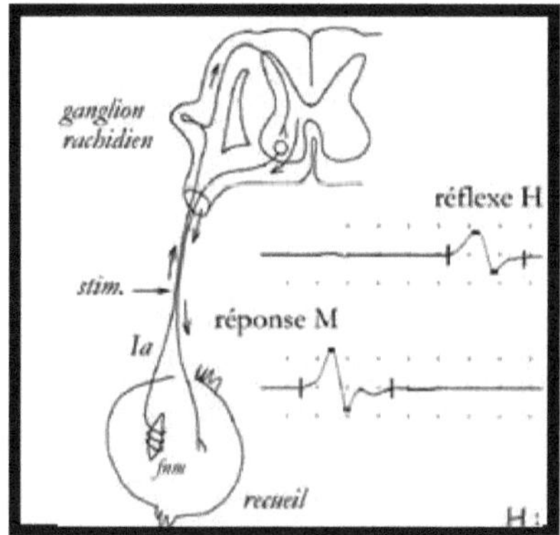

Figura 24: Diagrama do H

3. ESTUDO DA CONDUÇÃO NERVOSA SENSÍVEL

Os parâmetros estudados são principalmente a amplitude e a velocidade da condução sensível (Figura 25).

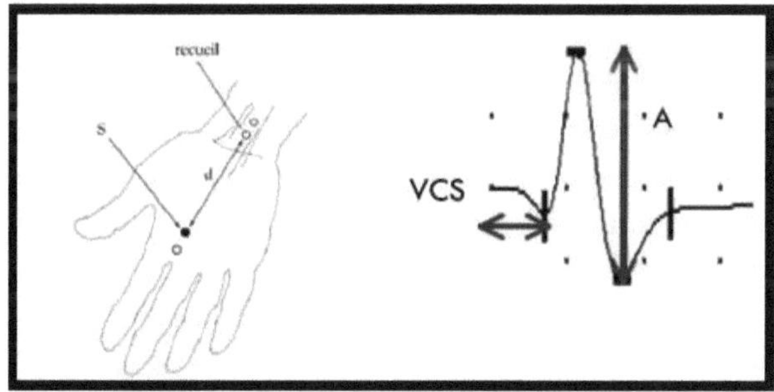

Figura 25: Estudo da condução sensorial transcanal do nervo mediano direito

*Mínimo de 3 nervos sensoriais e 3 nervos motores com estudo de latência de onda F proximal e reflexos H bilaterais da tíbia devem ser realizados em caso de suspeita de SBC (37). O espectro da SBC alargou-se desde a sua primeira descrição em 1916 e é actualmente utilizado para se referir a uma gama de neuropatias auto-imunes agudas com diferentes fenótipos clínicos. Vários critérios diagnósticos foram propostos para a SBC clássica e seus parentes (38, 39). De facto, a SGB inclui formas desmielinizantes (polineuropatia inflamatória aguda desmielinizante "AIDP") e axonais (neuropatia motora axonal aguda "AMAN" e neuropatia sensorial motora aguda "AMSAN") (38, 39). As diferentes formas de SGB não podem ser distinguidas nem nas manifestações clínicas nem na resposta terapêutica, e não existem biomarcadores específicos(19). A individualização destas formas é baseada em critérios ENMG e avaliações electrofisiológicas que desempenham um papel determinante no diagnóstico positivo de GBS, na sua classificação nos seus diferentes subtipos e na avaliação prognóstica (17).

A classificação do GBS nos seus diferentes subtipos tem repercussões no prognóstico e, consequentemente, na gestão, no ritmo da monitorização clínica e eléctrica. Uma classificação adequada é também necessária para um possível envolvimento em ensaios clínicos. As formas desmielinizantes são caracterizadas por velocidades de condução lentas, blocos de condução (CB) e dispersão temporal, enquanto que as formas axonais são caracterizadas por degeneração axonal causando uma diminuição da amplitude potencial de acção muscular (MAP).Recentemente, têm sido demonstrados blocos de condução transitórios isolados sem dispersão temporal em formas axonais. Estes blocos transitórios, devido à disfunção nodal sem degeneração axonal, podem imitar a desmielinização, tornando a classificação dos diferentes subtipos mais difícil(17, 20). De facto, a difícil distinção entre desmielinização e desmielinização reversível BC está na origem de 38% das classificações erradas.Vários critérios electrofisiológicos destinados a ter uma classificação precoce e precisa foram propostos: os critérios Hadden de 1998, os critérios Rajabally de 2015, e os critérios Uncini de 2017(17, 20). Estes requerem repetidas avaliações neurofisiológicas. Estas diferentes classificações têm sensibilidades e especificidades diferentes. Poucos estudos se concentraram na avaliação destes critérios em populações pediátricas, especialmente porque o GBS é raro na infância. O ENMG desempenha um papel crucial no diagnóstico positivo, na determinação dos mecanismos fisiopatológicos subjacentes e no prognóstico do SGB(40). Apesar da contribuição das explorações electrofisiológicas, ainda há dificuldades em classificar adequadamente o SGB nos seus diferentes subtipos.

Estas dificuldades são devidas a vários factores:

1. O PIDD pode ser complicado por degeneração axonal secundária
2. As formas axonais podem manifestar-se electrofisiologicamente através de blocos de condução reversíveis que podem distorcer a classificação

3. A detecção de anticorpos antigangliosídeos, conhecidos como marcadores das formas axonais, na AIDP.

Vários critérios ENMG foram propostos para distinguir a forma desmielinizante (AIDP) das formas axonais (AMAN e AMSAN) (19, 41). Os critérios estabelecidos para AIDP variaram de acordo com os valores limiares de desmielinização e o número de anomalias necessárias para reter o subtipo de desmielinização. Estes critérios mostraram sensibilidades e especificidades diferentes. O diagnóstico das formas axonais baseou-se unicamente num padrão de degeneração axonal(29). Os critérios de Ho et al propostos em 1995, e revistos por Hadden et al em 1998, são os mais utilizados. Em 2012, Uncini et al notaram que, para além da degeneração axonal, os blocos de condução reversíveis, reconhecidos por registos repetidos, entram na fisiopatologia da AMAN. Estes blocos de condução transitórios não foram reconhecidos nos critérios electrofisiológicos utilizados e podem levar a um diagnóstico incorrecto do subtipo. Concluíram que estes critérios careciam de especificidade e necessitavam de ser actualizados(17). A rápida recuperação pode ocorrer quando o defeito de condução se corrige antes do desenvolvimento de qualquer degeneração axonal(42). Portanto, um tempo de recuperação rápida seria a favor de AMAN com blocos reversíveis e poderia ser um elemento adicional a favor da forma axonal. Os critérios para Rajabally et al em 2015 (19) foram propostos para melhorar a especificidade de diagnóstico dos subtipos de GBS através de um único estudo ENMG. Para definir a desmielinização, os critérios e limitações utilizados por Rajabally et al foram a base dos critérios utilizados para o diagnóstico da poliradiculonevrite crónica e provaram a sua especificidade em distinguir a desmielinização das formas axonais. Estes critérios basearam-se também em dados recentes sobre as formas axonais de GBS(41). A presença exclusiva de BC, a associação de uma única BC com uma baixa amplitude PGAM, ou a ausência da onda F em dois ou mais nervos, são indicadores de uma forma axonal. Na série de 365 pacientes por Rajabally et al, a utilização sucessiva das 2 classificações de Hadden e Rajabally permitiu uma transferência de 21% dos pacientes inicialmente classificados como AIDP e 22,2% com resultados equívocos para o grupo axonal. Nenhum paciente foi reclassificado do grupo axonal para o AIDP ou grupos equívocos. O número de pacientes com forma axonal aumentou de 17,5% para 35,1%. Houve uma correlação entre a alteração do subtipo e o tempo para realizar ENMG, e os pacientes que foram reclassificados para o grupo axonal tiveram ENMG nos 7 dias seguintes ao início dos sintomas (19). Num outro estudo semelhante e mais recente de Hiew et al (43) e aplicando os critérios de Hadden et al e os critérios de Rajabally et al, a percentagem da forma AMAN aumentou de 55% para 67% com uma redução na percentagem da forma AIDP de 29% para 19%. A fim de determinar se os critérios de Rajabally et al com base num único estudo ENMG dão resultados semelhantes aos obtidos após estudos em série sobre a mesma população de doentes, Uncini et al (19) reanalisaram os dados de 55 doentes com ENMG em série. De acordo com o resultado do 1er ENMG, houve diferenças nas classificações com, segundo Hadden, 67% AIDP (vs 45% segundo Rajabally), 18% axonal (vs 35% segundo Rajabally) e 15% equívoco (vs 20% segundo Rajabally). Após repetir ENMG, a mesma proporção de pacientes (24%) mudou de forma nas 2 classificações, mas as mudanças relativas entre grupos diferiram. Nove doentes (7 equívocos e 2 axonais) de acordo com Rajabally e reclassificados como AIDP após estudos em série não tinham anticorpos antigangliosídicos, enquanto 4 doentes (2 equívocos e 2 AIDP) de acordo com Rajabally reclassificados como axonais tinham anticorpos antigangliosídicos. Os resultados deste estudo sugerem que os estudos em série continuam a ser o padrão de ouro para o diagnóstico de diferentes formas de GBS. No entanto, a classificação de Rajabally melhorou a sensibilidade e especificidade diagnóstica após uma única avaliação. Para a AMAN, a sensibilidade foi de 81% e a especificidade de 94% ao aplicar os critérios de Rajabally, em comparação com uma sensibilidade de 47% e especificidade de 100% encontrada com os critérios de Hadden sobre EMGs repetidos. Este aumento da sensibilidade deveu-se à introdução de blocos de condução como parâmetro para o diagnóstico da forma axonal do GBS. Os BC foram considerados uma expressão da desmielinização segmentar, quando a condução salina pára e o axônio permanece intacto(44). Recentemente, BCs transitórios e reversíveis secundários à ligação de anticorpos anti-gangliosídeos aos nós de Ranvier demonstraram interromper a condução nervosa sem degeneração axonal associada(45, 46). Para a AIDP, a sensibilidade foi de 70% e a especificidade de 96% em comparação com uma sensibilidade de 94% e uma especificidade de 72% encontrada com os critérios de Hadden. Este aumento da especificidade poderia ser explicado pelos critérios mais rigorosos de desmielinização utilizados pela Rajabally e colegas(33). Estes critérios provaram efectivamente a sua especificidade na poliradiculonevrite crónica.

Uma limitação importante dos critérios do Rajabally é que não têm em conta a existência de uma possível dispersão temporal. Esta dispersão temporal, que se traduz num alongamento da duração do potencial de acção muscular (condução assíncrona ao nível das fibras nervosas), é uma característica da remielinização, que segue o processo de desmielinização e permite distinguir entre as formas axonais e desmielinizantes(33). Uncini et al sugerem no seu novo projecto de critérios para ter em conta esta dispersão temporal, que é um melhor critério de desmielinização do que os blocos de condução. Utilizam ENMGs em série para diferenciar a degeneração transitória reversível BC da degeneração axonal em $2^{\text{ème}}$ ENMGs (33, 47).

•Limitações do ENMG:

*Ao estudar a condução do nervo motor, um bloco de condução distal (Figura 26) pode imitar a perda axonal.

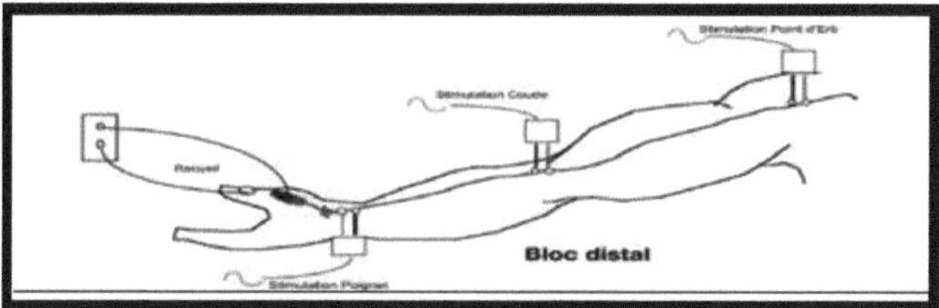

Figura 26: Bloqueio de condução distal do nervo mediano esquerdo

*um bloqueio de condução do nervo motor muito proximal (Figura 27) pode estar associado à condutância motora normal, apesar de um défice motor evidente

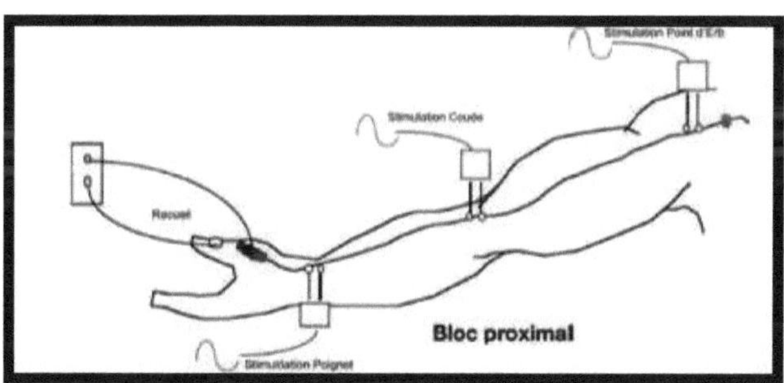

Figura 27: Bloqueio de condução proximal do nervo mediano esquerdo

* Quando detectada, a fibrilação não ocorre até 10 a 15 dias após a destruição do nervo.

* As anomalias sugestivas de desmielinização podem ocorrer muito cedo, mas **não são específicas.** Só serão convincentes após a terceira semana.

* Um diagnóstico positivo e um certo prognóstico só seriam possíveis num ENMG da 3ª ou 4ª semana ème

BIBLIOGRAFIA

1.Farley A, Johnstone C, Hendry C, McLafferty E. Sistema nervoso: parte 1. Norma de enfermagem (Royal College of Nursing (Grã-Bretanha): 1987. 2014;28(31):46-51.

2.Mohassel P, Chaudhry V. Neurofisiologia simplificada para imaginadores. Seminários em radiologia músculo-esquelética. 2015;19(2):112-20.

3.Wehrwein EA, Orer HS, Barman SM. Visão geral da Anatomia, Fisiologia, e Farmacologia do Sistema Nervoso Autónomo. Fisiologia Abrangente. 2016;6(3):1239-78.

4.Rigoard P, Buffenoir K, Wager M, Bauche S, Giot JP, Robert R, et al [Anatomia e fisiologia do nervo periférico]. Neuro-Cirurgia. 2009;55 Suppl 1:S3-12.

5.Catala M, Kubis N. Anatomia grosseira e desenvolvimento do sistema nervoso periférico. Manual de neurologia clínica. 2013;115:29-41.

6.Hendry C, Farley A, McLafferty E, Johnstone C. Sistema nervoso: parte 2. Norma de enfermagem (Royal College of Nursing (Grã-Bretanha): 1987). 2014;28(32):45-9.

7.Farley A, McLafferty E, Johnstone C, Hendry C. Sistema nervoso: parte 3. Norma de enfermagem (Royal College of Nursing (Grã-Bretanha): 1987). 2014;28(33):46-50.

8.Sheikh KA. Síndrome de Guillain-Barré. Continuum (Minneapolis, Minn). 2020;26(5):1184-204.

9.Marcus R. O que é a Síndrome de Guillain-Barré? Jama. 2023.
10. Mirian A, Nicolle MW, síndrome de Budhram A. Guillain-Barré. CMAJ: Canadian Medical Association journal = journal de l'Association medicale canadienne. 2021;193(11):E378.

11. Florian IA, Lupan I, Sur L, Samasca G, Timiş TL. Ser, ou não ser... Síndrome de Guillain-Barré. Revisões de auto-imunidade. 2021;20(12):102983.
12. Chakraborty T, Kramer CL, Wijdicks EFM, Rabinstein AA. Dysautonomia na Síndrome de Guillain-Barré: Prevalência, Espectro Clínico, e Resultados. Cuidados neurocríticos. 2020;32(1):113-20.

13. Shahrizaila N, Lehmann HC, síndrome de Kuwabara S. Guillain-Barré. Lancet (Londres, Inglaterra). 2021;397(10280):1214-28.

14. Nguyen TP, Taylor RS. Síndrome de Guillain Barre. StatPearls. Ilha do Tesouro, FL: StatPearls Publishing. Copyright © 2022, StatPearls Publishing LLC; 2022.

15. McGrogan A, Madle GC, Seaman HE, de Vries CS. A epidemiologia da síndrome de Guillain-Barré em todo o mundo. Uma revisão sistemática da literatura. Neuroepidemiologia. 2009;32(2):150-63.

16. Roodbol J, de Wit MC, Aarsen FK, Catsman-Berrevoets CE, Jacobs BC. Resultado a longo prazo da síndrome de Guillain-Barré em crianças. Diário do sistema nervoso periférico: JPNS. 2014;19(2):121-6.

17. Uncini A, Kuwabara S. Critérios de electrodiagnóstico para a síndrome de Guillain-Barrè: uma revisão crítica e a necessidade de uma actualização. Neurofisiologia clínica: revista oficial da Federação Internacional de Neurofisiologia Clínica. 2012;123(8):1487-95.

18. Devos D, Magot A, Perrier-Boeswillwald J, Fayet G, Leclair-Visonneau L, Ollivier Y, et al. Síndrome de Guillain-Barré durante a infância: características clínicas e electrofisiológicas particulares. Músculos e nervos. 2013;48(2):247-51.

19. Rajabally YA, Durand MC, Mitchell J, Orlikowski D, Nicolas G. Diagnóstico electrofisiológico do subtipo da síndrome de Guillain-Barré: poderia um único estudo ser suficiente? Diário de neurologia, neurocirurgia e psiquiatria. 2015;86(1):115-9.

20. Uncini A, Ippoliti L, Shahrizaila N, Sekiguchi Y, Kuwabara S. Optimização da precisão electrodiagnóstica nos subtipos da síndrome de Guillain-Barré: Conjuntos de critérios e análise discriminante linear esparsa. Neurofisiologia clínica : revista oficial da Federação Internacional de Neurofisiologia Clínica. 2017;128(7):1176-83.

21. Fokke C, van den Berg B, Drenthen J, Walgaard C, van Doorn PA, Jacobs BC. Diagnóstico da síndrome de Guillain-Barré e validação dos critérios de Brighton. Cérebro: uma revista de neurologia. 2014;137(Pt 1):33-43.

22. Korinthenberg R, Trollmann R, Felderhoff-Müser U, Bernert G, Hackenberg A, Hufnagel M, et al. Diagnóstico e tratamento da Síndrome de Guillain-Barré na infância e adolescência: Uma directriz baseada em provas e consenso.

Revista Europeia de Neurologia Pediátrica : EJPN : revista oficial da Sociedade Europeia de Neurologia Pediátrica. 2020;25:5-16.

23. Finsterer J. Triggers da Síndrome de Guillain-Barré: Campylobacter jejuni Predominates. Revista internacional de ciências moleculares. 2022;23(22).

24. Bickerstaff ER. Encefalite do tronco cerebral; mais observações sobre uma síndrome grave com prognóstico benigno. Revista médica britânica. 1957;1(5032):1384- 7.

25. Carpentier VT, Le Guennec L, Fall SAA, Viala K, Demeret S, Weiss N. [Aspectos patofisiológicos e de diagnóstico da síndrome de Guillain-Barré]. La Revue de medecine interne. 2022;43(7):419-28.

26. Ropper AH. Outras variantes regionais de polineuropatia imunitária aguda. Fraqueza bifacial ou paresia do sexto nervo com parestesias, poliradiculopatia lombar, e ataxia com fraqueza faríngeo-cervical-braquial. Arquivos de neurologia. 1994;51(7):671-5.

27. Mericle RA, Triggs WJ. Tratamento de pandysautonomia aguda com imunoglobulina intravenosa. Jornal de neurologia, neurocirurgia e psiquiatria. 1997;62(5):529-31.

28. Payus AO, Ibrahim A, Liew Sat Lin C, Hui Jan T. Síndrome de Guillain-Barré Predominante Sensorial Concomitante com a Infecção por Dengue: Um Relato de Caso. Relatos de casos em neurologia. 2022;14(2):281-5.

29. Dash S, Pai AR, Kamath U, Rao P. Patofisiologia e diagnóstico da síndrome de Guillain-Barré - desafios e necessidades. A revista internacional de neurociência. 2015;125(4):235-40.

30. Yuki N, Hartung HP. Síndrome de Guillain-Barré. A revista de medicina da Nova Inglaterra. 2012;366(24):2294-304.

31. Hiraga A, Mori M, Ogawara K, Hattori T, Kuwabara S. Diferenças nos padrões de progressão nas síndromes desmielinizante e axonal Guillain-Barré. Neurologia. 2003;61(4):471-4.

32. Sekiguchi Y, Uncini A, Yuki N, Misawa S, Notturno F, Nasu S, et al. Antiganglioside antibodies are associated with axonal Guillain-Barré syndrome: a Japanese-Italian collaborative study. Jornal de neurologia, neurocirurgia e psiquiatria. 2012;83(1):23-8.

33. Uncini A, Zappasodi F, Notturno F. Electrodiagnóstico dos subtipos de GBS por um único estudo: ainda não a quadratura do círculo. Diário de neurologia, neurocirurgia, e psiquiatria. 2015;86(1):5-8.

34. Laman JD, Huizinga R, Boons GJ, Jacobs BC. Síndrome de Guillain-Barré: expandindo o conceito de mímica molecular. Tendências em imunologia. 2022;43(4):296-308.

35. Ogawara K, Kuwabara S, Mori M, Hattori T, Koga M, Yuki N. Síndrome Axonal Guillain-Barré: relação com anticorpos anti-ganglioside e infecção por Campylobacter jejuni no Japão. Anais da neurologia. 2000;48(4):624-31.

36. van Koningsveld R, Schmitz PI, Meché FG, Visser LH, Meulstee J, van Doorn PA. Efeito da metilprednisolona quando adicionada ao tratamento padrão com imunoglobulina intravenosa para a síndrome de Guillain-Barré: ensaio aleatório. Lancet (Londres, Inglaterra). 2004;363(9404):192-6.

37. Hughes RA, Cornblath DR. Síndrome de Guillain-Barré. Lancet (Londres, Inglaterra). 2005;366(9497):1653-66.

38. Wakerley BR, Uncini A, Yuki N. Guillain-Barré e Miller Fisher syndromes--nova classificação diagnóstica. Revisões da natureza Neurologia. 2014;10(9):537-44.

39. McKhann GM, Cornblath DR, Griffin JW, Ho TW, Li CY, Jiang Z, et al. Neuropatia motora axonal aguda: uma causa frequente de paralisia flácida aguda na China. Anais de neurologia. 1993;33(4):333-42.

40. Uncini A, Manzoli C, Notturno F, Capasso M. Pitfalls no electrodiagnóstico dos subtipos da síndrome de Guillain-Barré. Diário de neurologia, neurocirurgia e psiquiatria. 2010;81(10):1157-63.

41. Van den Bergh PY, Piéret F. Critérios de electrodiagnóstico para a poliradiculoneuropatia desmielinizante aguda e crónica inflamatória. Músculos e nervos. 2004;29(4):565-74.

42. Capasso M, Caporale CM, Pomilio F, Gandolfi P, Lugaresi A, Uncini A. Neuropatia do bloqueio de condução motora aguda Outra variante da síndrome de Guillain-Barré. Neurologia. 2003;61(5):617-22.

43. Hiew FL, Ramlan R, Viswanathan S, Síndrome de Puvanarajah S. Guillain-Barré, variantes & formulários fruste: Reclassificação com novos critérios. Neurologia clínica e neurocirurgia. 2017;158:114-8.

44. Kokubun N, Nishibayashi M, Uncini A, Odaka M, Hirata K, Yuki N. Bloco de condução em neuropatia axonal motora aguda. Cérebro: um diário de neurologia. 2010;133(10):2897-908.

45. Susuki K, Yuki N, Schafer DP, Hirata K, Zhang G, Funakoshi K, et al. Disfunção dos nós de Ranvier: um mecanismo para neuropatias mediadas anti-ganglioside anti-corpo. Neurologia experimental. 2011;233(1):534-42.

46. Uncini A, Susuki K, Yuki N. Nodo-paranodopatia: para além da classificação desmielinizante e axonal em neuropatias mediadas por anticorpos anti-ganglioside. Neurofisiologia clínica: revista oficial da Federação Internacional de Neurofisiologia Clínica. 2013;124(10):1928-34.

47. Uncini A, Kuwabara S. O electrodiagnóstico dos subtipos da síndrome de Guillain-Barré: Qual é a nossa posição? Neurofisiologia clínica : revista oficial da Federação Internacional de Neurofisiologia Clínica. 2018;129(12):2586- 93.

ANEXO APPÊNDICES

APÊNDICE 1: CRITÉRIOS DE DIAGNÓSTICO PARA A FORMA CLÁSSICA DE GBS WAKERLEY ET AL 2014

Classification	Core clinical features	Notes	Supportive features
General syndrome			
All GBS spectrum disorders	Mostly symmetric pattern of limb and/or motor cranial-nerve weakness[*][¶] Monophasic disease course with interval between onset and nadir of weakness of 12h to 28 days, followed by clinical plateau	Alternative diagnosis should be excluded	Antecedent infectious symptoms[§] Presence of distal paraesthesia at or before the onset of weakness Cerebrospinal fluid albuminocytological dissociation[†]
Specific diagnoses			
Classic GBS	Weakness[*] and areflexia/ hyporeflexia in all four limbs	Weakness usually starts in the legs and ascends but may start in the arms Weakness may be mild, moderate or complete paralysis Cranial-nerve-innervated muscles or respiratory muscles may be involved Muscle stretch reflexes may be normal or exaggerated in 10% of cases	Electrophysiological evidence of neuropathy

APÊNDICE 2: CRITÉRIOS HADDEN ET AL 1998

Box 1 Hadden *et al's* electrodiagnostic criteria for Guillain–Barré syndrome

1. Normal
   (All the following in all nerves tested)
   - DML ≤100% ULN
   - F-wave present with latency ≤100% ULN
   - MCV ≥100% LLN
   - Distal CMAP ≥100% LLN
   - Proximal CMAP ≥100% LLN
   - Proximal CMAP/distal CMAP ratio >0.5
2. Primary demyelinating
   (At least one of the following in each of at least two nerves, or at least two of the following in one nerve if all others inexcitable and distal CMAP ≥10% LLN)
   - MCV <90% LLN (85% if Distal CMAP <50% LLN)
   - DML >110% ULN (120% if Distal CMAP <100% LLN)
   - Proximal CMAP/distal CMAP ratio <0.5 and distal CMAP ≥20% LLN
   - F-response latency >120% ULN
3. Primary axonal
   - None of the above features of demyelination in any nerve (except one demyelinating feature allowed in one nerve if distal CMAP <10% LLN) and
   - Distal CMAP <80% LLN in at least two nerves
4. Inexcitable
   - Distal CMAP absent in all nerves (or present in only one nerve with distal CMAP <10% LLN)
5. Equivocal
   - Does not exactly fit criteria for any other group

CMAP, compound muscle action potentials; DML, distal motor latency; LLN, lower limit of normal; MCV, motor conduction velocity; ULN, upper limit of normal.

APÊNDICE 3: CRITÉRIOS DE RAJABALLY ET AL 2015.

criteria for Guillain–Barré syndrome (based on Van den Bergh and Piéret, for demyelinating cut-offs and incorporating use of new knowledge on axonal GBS to define primary axonal forms)

1. Normal
   (All the following in all nerves tested)
   - DML ≤100% ULN
   - F-wave present with latency ≤100% ULN
   - MCV ≥100% LLN
   - Distal CMAP ≥100% LLN
   - Proximal CMAP/distal CMAP ratio >0.7 (excluding the tibial nerve)
2. Acute inflammatory demyelinating polyradiculoneuropathy (AIDP)
   - At least one of the following in at least two nerves:
     - MCV <70% LLN
     - DML >150% ULN
     - F-response latency >120% ULN, or >150% ULN (if distal CMAP <50% of LLN)
   - OR
     - F-wave absence in two nerves with distal CMAP ≥20% LLN, with an additional parameter, in one other nerve
   - OR
     - Proximal CMAP/distal CMAP ratio <0.7 (excluding the tibial nerve), in two nerves with an additional parameter, in one other nerve
3. Axonal GBS including inexcitable forms
   - *Axonal GBS:*
   None of the above features of demyelination in any nerve (except one demyelinating feature allowed in one nerve if distal CMAP <10% LLN), and at least one of the following:
     - Distal CMAP <80% LLN in two nerves
     - F-wave absence in two nerves with distal CMAP ≥20% LLN, in absence of any demyelinating feature in any nerve
     - Proximal CMAP/distal CMAP ratio <0.7, in two nerves (excluding the tibial nerve)
     - F-wave absence in one nerve with distal CMAP ≥20% LLN OR proximal CMAP/distal CMAP ratio <0.7 (excluding the tibial nerve), in one nerve; with IN ADDITION, distal CMAP <80% LLN in one other nerve
   - Inexcitable:
   If distal CMAP absent in all nerves (or present in only one nerve with distal CMAP <10% LLN)
4. Equivocal
   - Abnormal range findings however not fitting criteria for any other group

CMAP, compound muscle action potentials; DML, distal motor latency; GBS, Guillain–Barré syndrome; LLN, lower limit of normal; MCV, motor conduction velocity; ULN, upper limit of normal.

APÊNDICE 4: CRITÉRIOS UNCINI E AL 2017

Uncini's criteria

1) Acute inflammatory demyelinating polyneuropathy (AIDP)

At first or second study at least one of the following in at least two nerves:

- MCV <70% LLN
- DML >130 % ULN
- dCMAP duration >120% ULN
- pCMAP/dCMAP duration >130%
- F-response latency >120% ULN
  OR one of the above in one nerve PLUS:
- Absent F waves in two nerves with dCMAP >20% LLN
- Abnormal ulnar SNAP amplitude and normal sural SNAP amplitude

2) Axonal GBS

Acute motor axonal neuropathy (AMAN)

At first and second study none of the above AIDP features in any nerve (demyelinating features allowed in one nerve if dCMAP <20% LLN)

At first study at least one of the following in each of two nerves:

- dCMAP < 80% LLN
- pCMAP/dCMAP amplitude ratio < 0.7 (excluding tibial nerve)
- isolated F wave absence (or < 20% persistence)

At second study:

at least one of the followings in two nerves is evidence of axonal degeneration:

- persistent or further reduction of dCMAP amplitude
- pCMAP/dCMAP amplitude ratio < 0.7 at first test which recovers because of decrease of dCMAP without increased temporal dispersion (dCMAP duration ≤ 120% ULN and pCMAP/dCMAP duration ratio ≤ 130%)

at least one of the followings in two nerves is evidence of reversible conduction failure:

- >150% increase dCMAP amplitude without increased dCMAP duration (≤120% ULN)
- pCMAP/dCMAP amplitude ratio <0.7 at first test which improves more than 0.2 because of increased pCMAP without temporal dispersion (pCMAP/d CMAP duration ratio ≤ 130%)
- isolated F wave absence (or <20% persistence) that recovers without increased minimal latency (≤120% of ULN)

Acute motor and sensory axonal neuropathy (AMSAN)

At first study

- the same criteria of AMAN in motor nerves
  PLUS
- SNAP amplitudes <50%LLN in at least two nerves

At second study:

- evidence for axonal degeneration and reversible conduction failure in motor nerves as in AMAN
- **there is evidence of axonal degeneration in sensory nerves** if SNAP amplitude in two nerves it is stable or decreased
- **there is evidence of reversible conduction failure in sensory nerves** if SNAP amplitude in two nerves it is increased (>50% in median and ulnar nerves and >60% in sural)

3) Inexcitable

At first or second study

- Distal CMAP absent in all nerves (or present in only one with distal CMAP <10% LLN)

4) Equivocal

At first or second study

- Abnormal findings not fulfilling any of the above criteria

Table 1
Electrodiagnostic criteria sets for Guillain-Barré syndrome by Hadden et al. (1998), Rajabally et al. (2015) and Uncini et al. (2017).

Hadden's criteria	Rajabally's criteria	Uncini's criteria
1) Primary demyelinating At least one of the following in each of two nerves, or at least two of the following in one nerve if all others inexcitable and distal CMAP ≥10% LLN • MCV <90% LLN (85% if dCMAP <50% LLN) • DML >110% ULN (120% if dCMAP <100% LLN) • pCMAP/dCMAP amplitude ratio <0.5 and distal CMAP ≥20% LLN • F-response latency >120% ULN **2) Primary axonal** • None of the above features of demyelination in any nerve (except one demyelinating feature allowed in one nerve if distal CMAP <10% LLN **AND** • dCMAP <80% LLN in at least two nerves **3) Inexcitable** • dCMAP absent in all nerves (or present in only one nerve with distal CMAP <10% LLN) **4) Equivocal** • Does not exactly fit criteria for any other group	**1) Acute inflammatory demyelinating polyneuropathy (AIDP)** At least one of the following in at least two nerves: • MCV <70% LLN • DML >150% ULN • F-response latency >120% ULN, or >150% ULN (if distal CMAP <50% of LLN) **OR** • F-wave absence in two nerves with dCMAP ≥20% LLN, with an additional parameter, in one other nerve **OR** • pCMAP/dCMAP amplitude ratio <0.7 (excluding the tibial nerve), in two nerves with an additional parameter, in one other nerve **2) Axonal GBS** (including inexcitable forms) **Axonal GBS** None of the above features of demyelination in any nerve (except one demyelinating feature allowed in one nerve if dCMAP <10% LLN), and at least one of the following: • dCMAP <80% LLN in two nerves • F-wave absence in two nerves with distal CMAP ≥20% LLN, in absence of any demyelinating feature in any nerve • pCMAP/dCMAP amplitude ratio <0.7, in two nerves (excluding the tibial nerve • F-wave absence in one nerve with distal CMAP ≥20% LLN **OR** pCMAP/d CMAP amplitude ratio <0.7 (excluding the tibial nerve), in one nerve; with **IN ADDITION**, dCMAP <80% LLN in one other nerve **Inexcitable** • If dCMAP absent in all nerves (or present in only one nerve with dCMAP <10% LLN) **3) Equivocal** • Abnormal range findings however not fitting criteria for any other group	**1) Acute inflammatory demyelinating polyneuropathy (AIDP)** At first or second study at least one of the following in at least two nerves: • MCV <70% LLN • DML >130 % ULN • dCMAP duration >120% ULN • pCMAP/dCMAP duration >130% • F-response latency >120% ULN **OR one of the above in one nerve PLUS:** • Absent F waves in two nerves with dCMAP >20% LLN • Abnormal ulnar SNAP amplitude and normal sural SNAP amplitude **2) Axonal GBS** Acute motor axonal neuropathy (AMAN) At first and second study none of the above AIDP features in any nerve (demyelinating features allowed in one nerve if dCMAP <20% LLN) At first study at least one of the following in each of two nerves: • dCMAP < 80% LLN • pCMAP/dCMAP amplitude ratio < 0.7 (excluding tibial nerve) • isolated F wave absence (or < 20% persistence) At second study: **at least one of the followings in two nerves is evidence of axonal degeneration:** • persistent or further reduction of dCMAP amplitude • pCMAP/dCMAP amplitude ratio < 0.7 at first test which recovers because of decrease of dCMAP without increased temporal dispersion (dCMAP duration ≤ 120% ULN and pCMAP/dCMAP duration ratio ≤ 130%) **at least one of the followings in two nerves is evidence of reversible conduction failure:** • >150% increase dCMAP amplitude without increased dCMAP duration (≤120% ULN) • pCMAP/dCMAP amplitude ratio <0.7 at first test which improves more than 0.2 because of increased pCMAP without temporal dispersion (pCMAP/d CMAP duration ratio ≤ 130%) • isolated F wave absence (or <20% persistence) that recovers without increased minimal latency (≤120% of ULN) **Acute motor and sensory axonal neuropathy (AMSAN)** At first study • the same criteria of AMAN in motor nerves **PLUS** • SNAP amplitudes <50%LLN in at least two nerves At second study: • evidence for axonal degeneration and reversible conduction failure in motor nerves as in AMAN • **there is evidence of axonal degeneration in sensory nerves** if SNAP amplitude in two nerves it is stable or decreased • **there is evidence of reversible conduction failure in sensory nerves** if SNAP amplitude in two nerves it is increased (>50% in median and ulnar nerves and >60% in sural) **3) Inexcitable** At first or second study • Distal CMAP absent in all nerves (or present in only one with distal CMAP <10% LLN) **4) Equivocal** At first or second study • Abnormal findings not fulfilling any of the above criteria

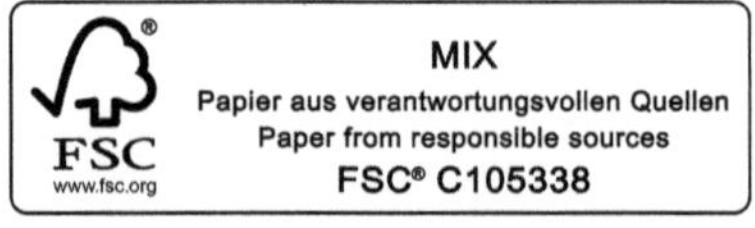

Printed by Books on Demand GmbH, Norderstedt / Germany